《新型冠状病毒感染的肺炎防护手册》
编委会

主　编：
吴　超

副主编：
陈雨欣　黄　睿

参编人员（按姓氏笔画排序）：
王　健　王贵阳　尹盛夏　杨　玥
赵祥安　夏　娟　童　欣　熊亚莉

新型冠状病毒感染的肺炎防护手册

序

2020年1月，从湖北武汉暴发的新型冠状病毒感染的肺炎疫情蔓延至全国范围。习近平总书记在农历正月初一主持召开了中央政治局常务委员会会议，并发表重要讲话，要求“各级党委和政府必须按照党中央决策部署，全面动员，全面部署，全面加强工作，把人民群众生命安全和身体健康放在第一位，把疫情防控工作作为当前最重要的工作来抓”。（引自新华社2020年1月25日电《中共中央政治局常务委员会召开会议，研究新型冠状病毒感染的肺炎疫情防控工作，中共中央总书记习近平主持会议》）

南京鼓楼医院是江苏地区综合性医院中最早成立感染性疾病科的医院之一。经过几代人的努力，该院的感染性疾病科目前已经成为江苏省“十二五”“十三五”“兴卫工程”及“强卫工程”创新团队、江苏省临床重点专科。《新型冠状病毒感染的肺炎防护手册》即由南京鼓楼医院副院长、感染性疾病科主任医师吴超主编。作为一名从事感染病专业临床教学科研工作30余年的专家，他在感染性疾病的诊断与治疗方面有着丰富的临床经验，特别是对各种细菌、病毒感染及长期不明原因发热的诊断与治疗有很高的水平。

凤凰医学
Phoenix MedPub

Handbook of Prevention for Pneumonia Caused by Novel Coronavirus

新型冠状病毒感染的肺炎防护手册

主　编：吴　超
副主编：陈雨欣　黄　睿

江苏凤凰科学技术出版社

我们向工作在疫情第一线的医护人员表示崇高的敬意！同时也对省市相关疾控防疫部门在本手册编写过程中给予的真诚指导与帮助表示衷心的感谢！

我翻阅了该书的初稿，虽然编写时间较紧，但内容质量很高，以问答形式网罗了当下防疫工作的热点。所列问题均来自实践，针对性强，能切实解答人民群众在生活中防疫的困惑，体现了实用性；对于疑似感染或者突发状况的应对，为读者提供了可行的解决思路和建议，极具科学性和指导性；解读疫情防控阶段的政策法规，提高大众的疫情防范认知，体现了规范性。

面对当前疫情防控的紧迫局面，《新型冠状病毒感染的肺炎防护手册》的及时出版无疑是病毒阴霾笼罩下的一缕阳光，对于增强群众自我防病意识和信心、取得疫情防控阻击战的全面胜利具有重要意义。捧着散发着墨香的手稿，寒冬中感到无限温暖。我们相信，只要坚定信心、同舟共济、科学防治、精准施策，就一定能打赢疫情防控阻击战。

江苏省卫生健康委员会副主任

2020年1月

前言

2020 年新年伊始，首发于湖北武汉的新型冠状病毒感染的肺炎疫情牵动着全国人民的心。疫情发生以来，党中央、国务院高度重视，习近平总书记非常关心疫情的发展和患者的救治情况，多次做出重要指示和批示。人民群众的生命安全和身体健康高于一切！

生命重于泰山，疫情就是命令，防控就是责任。为切实把党中央各项决策部署落到实处，促进大众加强自我防护，从而坚决打赢疫情防控阻击战，南京鼓楼医院联合江苏凤凰科学技术出版社果断行动，放弃春节休假，加班加点，昼夜奋战，及时推出了这本《新型冠状病毒感染的肺炎防护手册》。

新型冠状病毒感染的肺炎是一个全新的疾病，从疾病的发现到本书的出版，仅仅不到两个月的时间。虽然我们对于疾病本身的了解并不完整，但由于我们经历了 2003 年严重急性呼吸综合征（SARS）的暴发以及 2013 年 H7N9 禽流感的流行，同时，近二十年来国家科学技术的快速发展，以及我们对冠状病毒作为一种长期存在的病毒有了更多的了解与认知，我们才能尽快地认识病毒的致病特征、判断疾病的流行规律，以及制订防范的主要措施。

本书由南京鼓楼医院感染性疾病科相关专家编写完成。全书共分五个篇章，分别从了解病毒、保护自己、政策法规解读、多方措施支持、防止冠状病毒重现几方面对当前群众急需了解的防疫知识做了全面普及。本书以问答的形式，对新型冠状病毒感染的肺炎的方方面面进行了答疑解惑，语言通俗易懂，文字简洁，图文并茂，使读者轻松了解新型冠状病毒感染的肺炎的防范措施，以及防疫误区。一书在手，犹如拨云见日，对于新型冠状病毒做到知己知彼，避免了不必要的恐慌。

本书可作为大众居家必备防疫手册，也可作为医院、社区、学校以及其他企事业单位等的防疫宣传科普读物。

由于编写时间紧急，再加上对新发疾病的认识不足，疏漏之处在所难免，恳请广大读者批评指正。

南京大学医学院附属鼓楼医院副院长，
感染性疾病科主任医师、教授

2020年1月于江苏南京

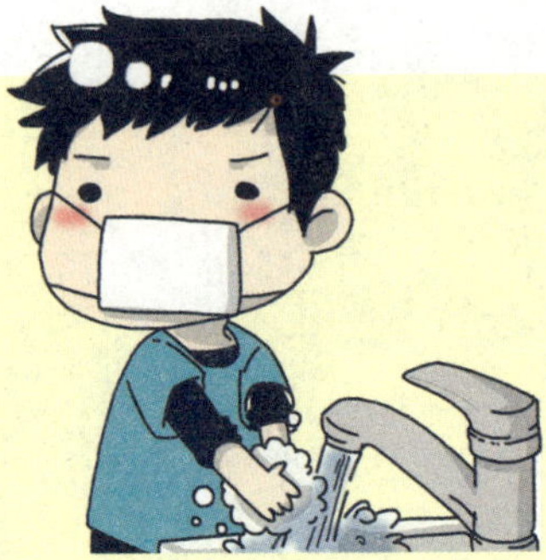

目录

一、知彼篇
——了解新型冠状病毒

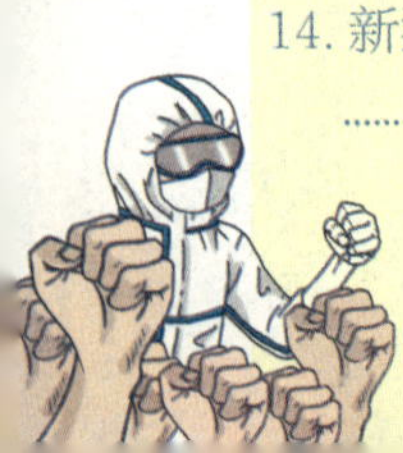

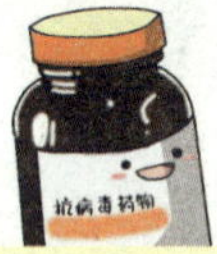

二、知己篇

——如何保护自己

三、安心篇
——政策法规护航

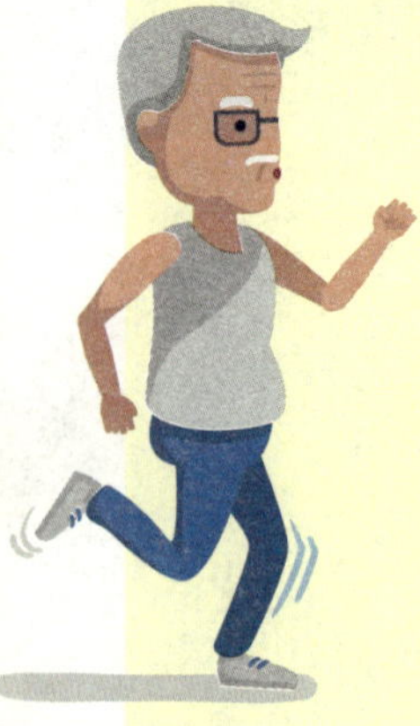

四、应对篇
——多方措施支持

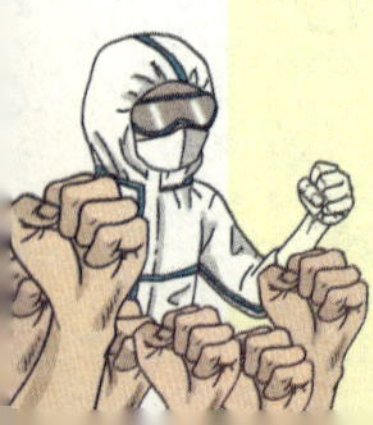

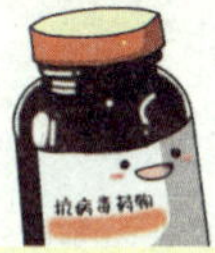

五、未来篇
——防止冠状病毒重现

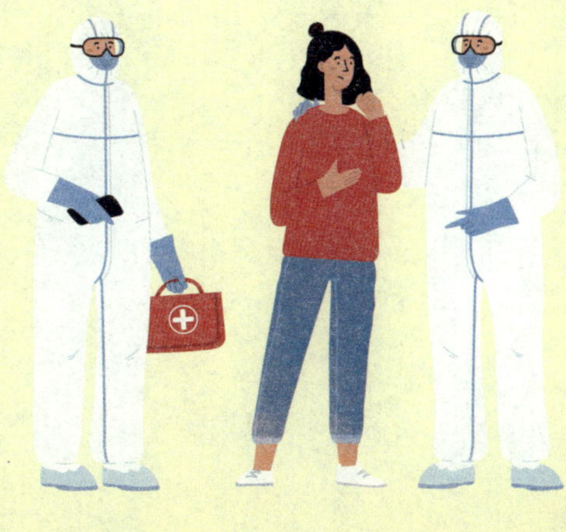

一、知彼篇

——了解新型冠状病毒

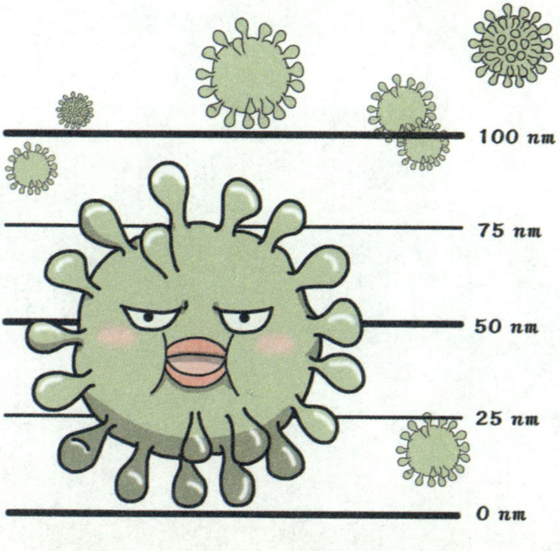

1. 什么是冠状病毒？
2. 冠状病毒的抵抗力如何？
3. 什么是新型冠状病毒？
4. 新型冠状病毒是如何传播的？
5. 新型冠状病毒的致病性怎么样？
6. 新型冠状病毒潜伏期有多长？
7. 新型冠状病毒在潜伏期会传染吗？
8. 新型冠状病毒感染的肺炎临床表现有哪些？
9. 什么是新型冠状病毒感染的肺炎疑似病例？
10. 什么是新型冠状病毒感染的肺炎确诊病例？
11. 新型冠状病毒感染的肺炎治疗手段有哪些？
12. 新型冠状病毒感染的肺炎患者的出院标准有哪些？
13. 感染了新型冠状病毒预后怎么样？
14. 新型冠状病毒感染的肺炎患者出院后需要注意什么？

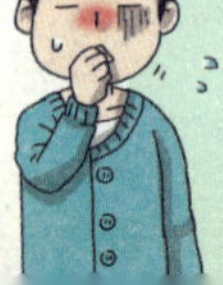

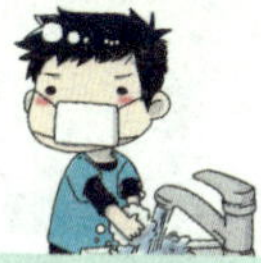

1. 什么是冠状病毒？

冠状病毒是一类单股正链 RNA 病毒，因该病毒形态在电子显微镜下观察类似王冠而得名。

目前已知感染人的冠状病毒有 6 种，包括 229E、NL63、OC43、HKU1、中东呼吸综合征相关冠状病毒（MERSr-CoV）和严重急性呼吸综合征相关冠状病毒（SARSr-CoV）。

2. 冠状病毒的抵抗力如何？

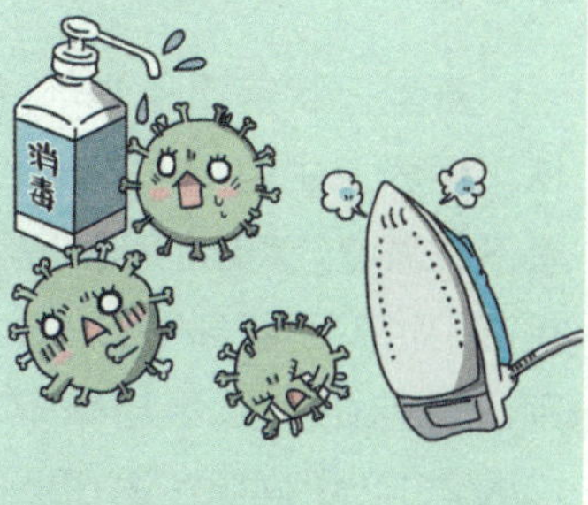

冠状病毒一般对紫外线和热敏感，56℃时 30 分钟或 75% 乙醇（酒精）、含氯消毒剂、乙醚、过氧乙酸和氯仿等脂溶剂均可以杀死活病毒，氯己定不能有效灭活病毒。

3. 什么是新型冠状病毒？

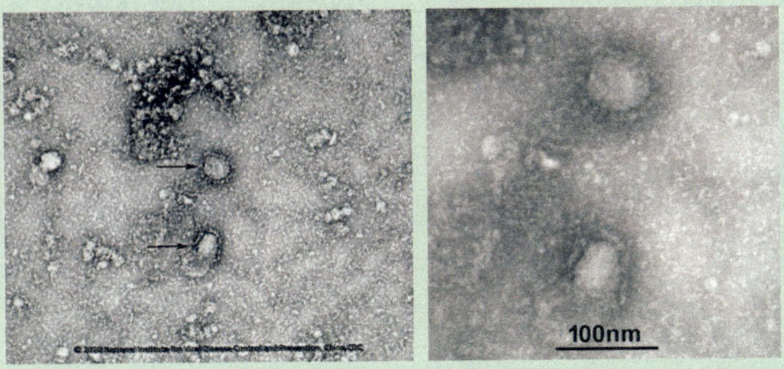

图片来源：国家病原微生物资源库（中国疾病预防控制中心病毒病预防控制所）

新型冠状病毒是先前尚未在人类中发现的冠状病毒毒株。世界卫生组织（WHO）将2019年湖北武汉的肺炎患者下呼吸道分离出的新型冠状病毒命名为“2019-nCoV”。其基因特征与SARSr-CoV和MERSr-CoV有明显区别。目前研究显示与蝙蝠SARS样冠状病毒（bat-SL-CoVZC45）同源性达85%以上。

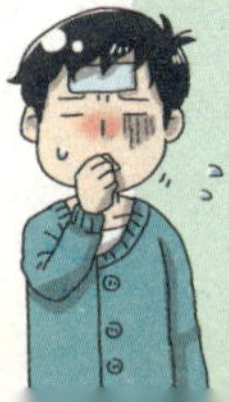

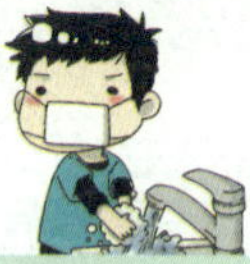

4. 新型冠状病毒是如何传播的？

目前所见新型冠状病毒感染的肺炎患者是主要的传染源。

经呼吸道飞沫传播是主要的传播途径，也可通过接触传播。

呼吸道传播：在携带者咳嗽、打喷嚏，医务人员对患者进行医疗操作时，形成带有病原体的飞沫或气溶胶，易感者吸入时获得感染。

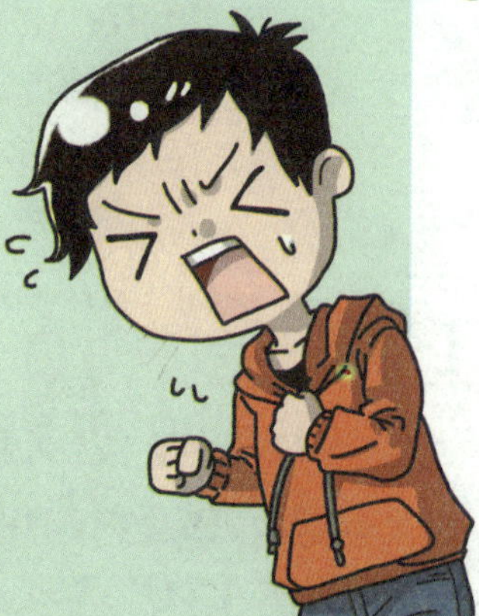

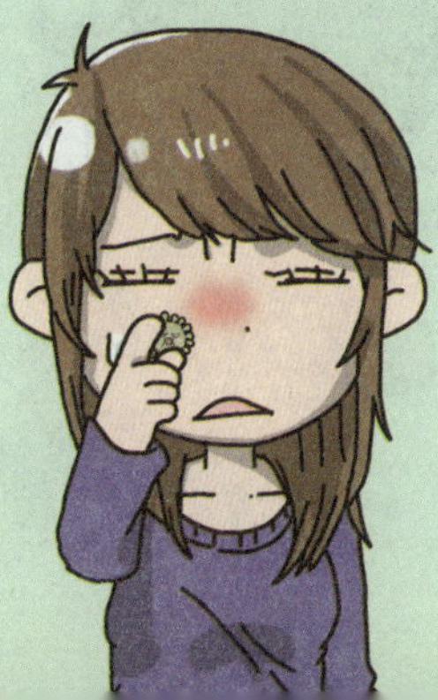

接触传播：比如用被污染的手、毛巾去揉眼睛和鼻子，病毒可通过黏膜进入人体。

5. 新型冠状病毒的致病性怎么样？

由于新型冠状病毒是新发现的病毒，相关特性还在观察和研究中，从疫情发生的前 1 个月情况来看，2019-nCoV 致病性比 SARSr-CoV 及 MERSr-CoV 要弱。病毒日后的变异风险未知。

从已经报道统计的发病人群情况来看，不同患者的表现为从普通感冒到重症肺部感染症状轻重不同，这取决于不一样的传播途径、接触病毒的浓度及自身的抵抗力。

6. 新型冠状病毒潜伏期有多长？

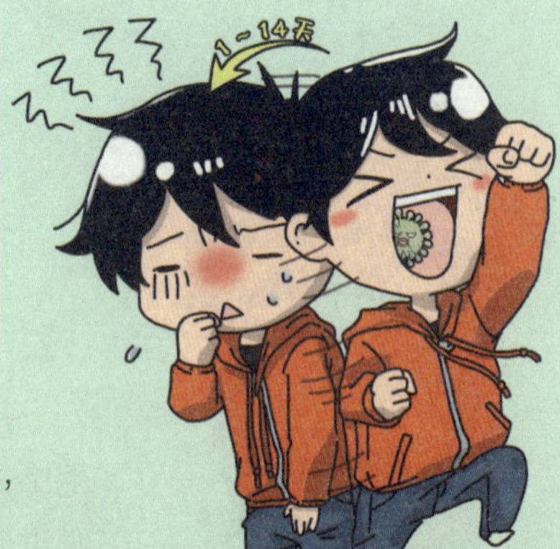

潜伏期一般在 3~7 天，最长不超过 14 天。

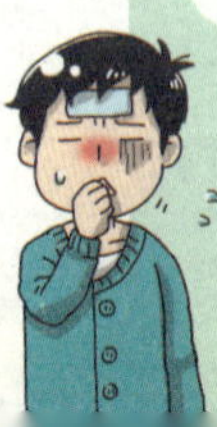

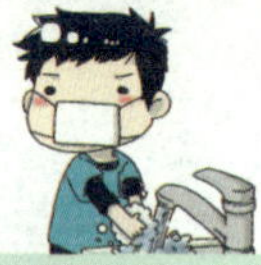

7. 新型冠状病毒在潜伏期会传染吗?

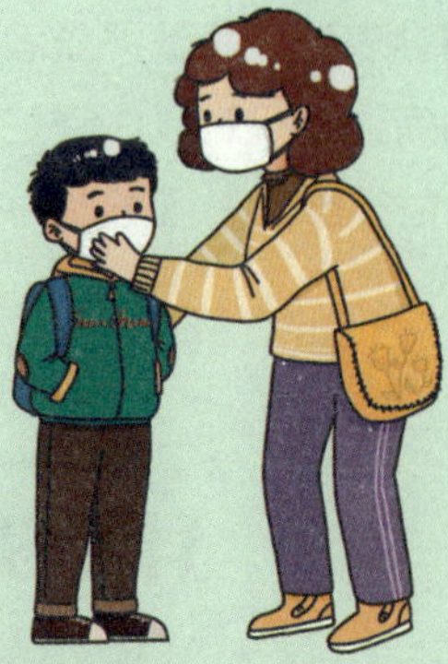

根据初期病例的观察来看，新型冠状病毒在潜伏期具有传染性。

8. 新型冠状病毒感染的肺炎临床表现有哪些?

（1）患者主要表现为发热、干咳、乏力。

（2）不典型症状：少数患者伴有鼻塞、流涕、腹泻等症状，部分患者仅表现为低热、轻微乏力等，无肺炎表现，多在 1 周后恢复。另外，也有患者以肌肉酸痛、头痛、腹泻等表现为首发症状，容易忽视。

（3）重型病例：患者大多 1 周后出现胸闷、气促等呼吸困难表现。病情严重者快速进展为急性呼吸窘迫综合征、脓毒症休克、难以纠正的代谢性酸中毒和凝血功能障碍。重型、危重型患者可表现为中低热甚至无明显发热症状。

9. 什么是新型冠状病毒感染的肺炎疑似病例？

根据国家卫生健康委员会 2020 年 1 月 27 日印发的《新型冠状病毒感染的肺炎诊疗方案（试行第四版）》，疑似病例需要符合以下流行病学史中的任何 1 条，符合临床表现中的任意 2 条：

（1）流行病学史：①发病前 14 天内有武汉地区或其他有本地病例持续传播地区的旅行史或居住史；②发病前 14 天内曾接触过来自武汉市或其他有本地病例持续传播地区的发热或有呼吸道症状的患者；③有聚集性发病或与新型冠状病毒感染者有流行病学关联。

（2）临床表现：①发热；②胸部影像学特征表现为早期呈现多发小斑片影及间质改变，以肺外带明显。进而发展为双肺多发磨玻璃影、浸润影，严重者可出现肺实变，胸腔积液少见；③发病早期白细胞计数正常或降低，或淋巴细胞计数减少。

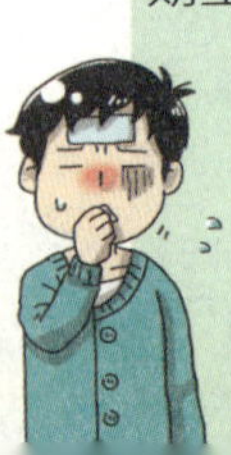

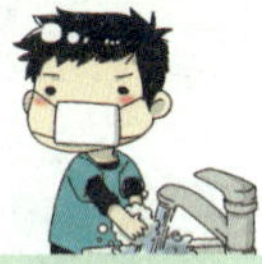

10. 什么是新型冠状病毒感染的肺炎确诊病例？

在疑似病例的基础上，具备以下病原学证据之一者：

（1）呼吸道标本或血液标本检测新型冠状病毒核酸阳性。

（2）呼吸道标本或血液标本病毒基因测序，与已知的新型冠状病毒高度同源。

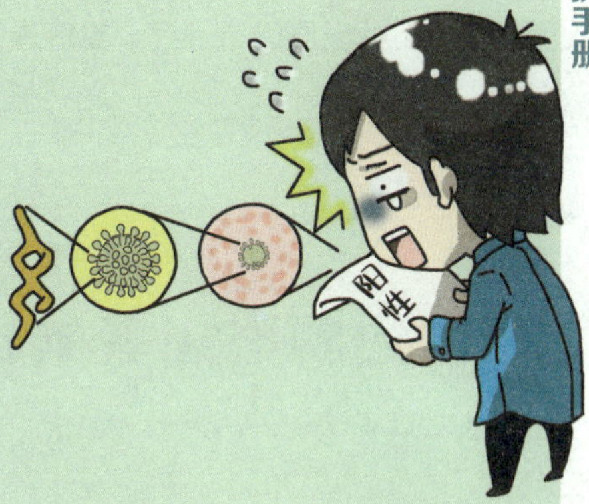

11. 新型冠状病毒感染的肺炎治疗手段有哪些？

（1）休息、支持治疗；注意水、电解质平衡；监测生命体征、指氧饱和度。

（2）氧疗：存在低氧血症者给予氧疗，可通过鼻导管、面罩给氧，必要时经鼻高流量氧疗、（有创 / 无创）机械通气。

（3）抗病毒治疗：α－干扰素雾化吸入及少数抗病毒药物如洛匹那韦 / 利托那韦可能有一定疗效。

（4）抗菌药物治疗：避免盲目或不恰当使用抗菌药物，有继发细菌感染证据时及时应用抗菌药物。

（5）中医药治疗：辨证论治。

（6）糖皮质激素治疗：重症患者酌情使用。

12. 新型冠状病毒感染的肺炎患者的出院标准有哪些？

体温恢复正常 3 天以上、呼吸道症状明显好转，连续 2 次呼吸道病原核酸检测阴性（采样时间间隔至少 1 天），可解除隔离出院或根据病情转至相应科室治疗其他疾病。

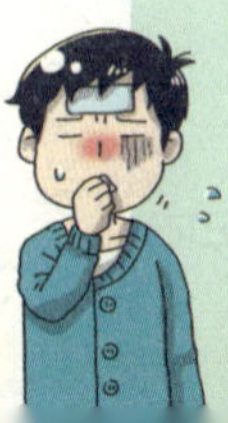

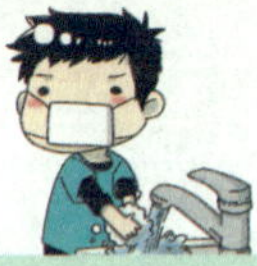

13. 感染了新型冠状病毒预后怎么样？

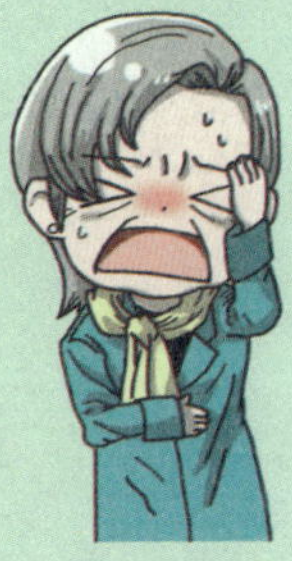

绝大多数患者预后良好。儿童病例症状相对较轻。只有免疫功能较差的人群，例如老年人、孕产妇或伴有严重基础疾病如糖尿病、冠心病等及存在肝肾功能障碍的人群，病情进展相对更快，严重程度更高，这部分患者中一部分可能病情危重，甚至死亡。

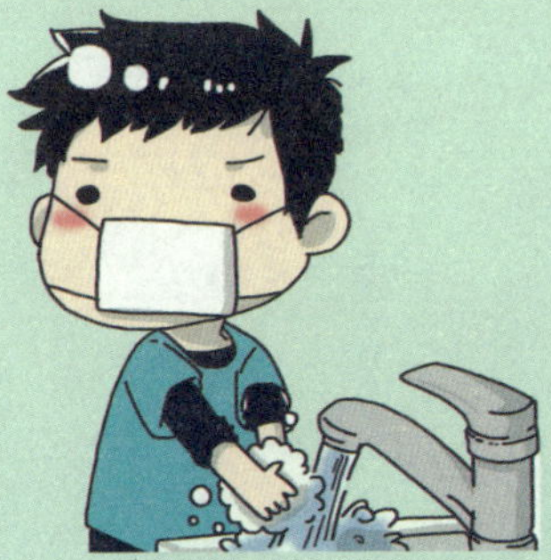

14. 新型冠状病毒感染的肺炎患者出院后需要注意什么？

达到出院标准的患者要定期随访。在随访中要注意防范再次出现感染，并居家隔离一段时间，以保证病情完全康复。勤洗手，戴口罩，少出门，保护自己和他人。

二、知己篇

——如何保护自己

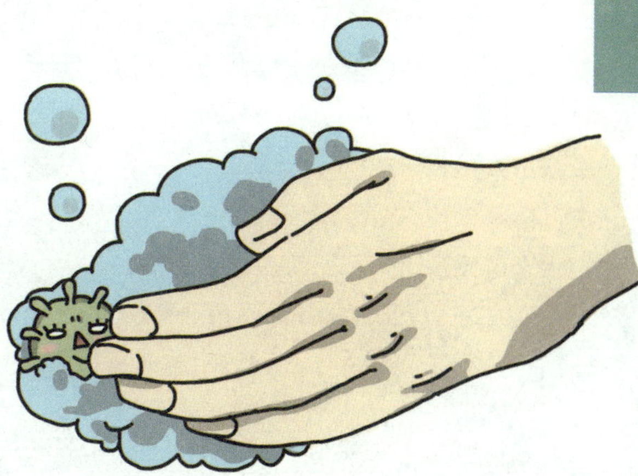

1. 哪些人是易感人群?
2. 什么是隔离措施?哪些人需要隔离?
3. 什么是密切接触者?
4. 出现哪些症状需要就医?
5. 如何做好个人防护?
6. 家庭(老年人、小朋友)如何做好防护措施?
7. 办公或公共场所如何做好防护?
8. 乘坐公共交通工具或旅行过程中如何进行防护?

9. 使用后的口罩该如何处理?
10. 患者家属要注意什么?
11. 怀疑自己或家人得了新型冠状病毒感染的肺炎该怎么办?
12. 吸烟可以杀灭新型冠状病毒吗?
13. 喝酒可以杀灭新型冠状病毒吗?
14. 熏醋可以杀灭新型冠状病毒吗?
15. 板蓝根可以预防新型冠状病毒感染吗?
16. 抗生素可以预防新型冠状病毒感染吗?
17. 维生素 C 可以预防新型冠状病毒感染吗?
18. 抗病毒药物(奥司他韦、利巴韦林)可以治疗新型冠状病毒感染吗?
19. 已经接种了流感疫苗能够预防新型冠状病毒感染吗?
20. 怎么做能够提高自己对抗病毒的免疫力?

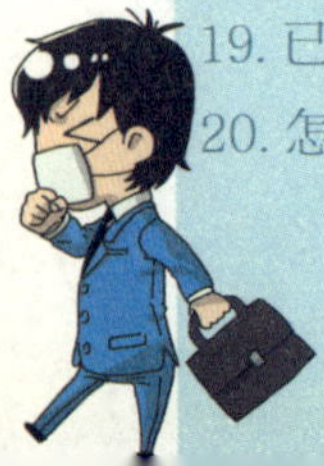

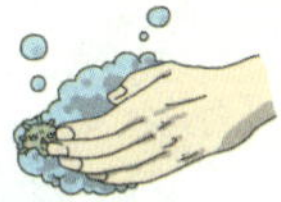

1. 哪些人是易感人群?

人群对新型冠状病毒普遍缺乏免疫力，该病毒具有人群易感性。老年人及有基础疾病者感染后病情较重，儿童及婴幼儿也有发病。新型冠状病毒感染的肺炎在免疫功能低下和免疫功能正常的人群中均可发生，且与接触病毒的量有一定关系。如果一次接触大量病毒，那么即使人体免疫功能正常，也可能患病。

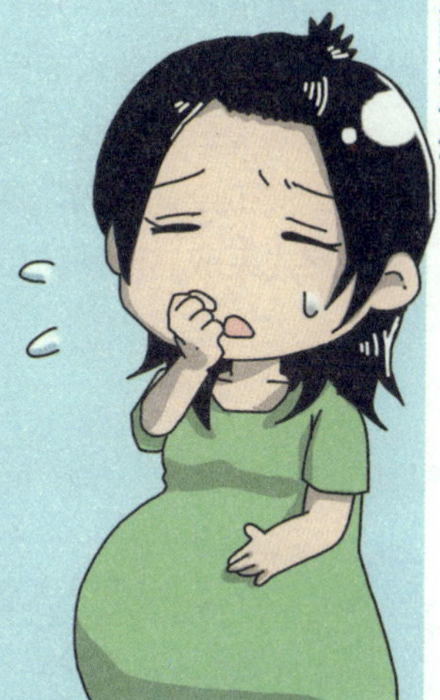

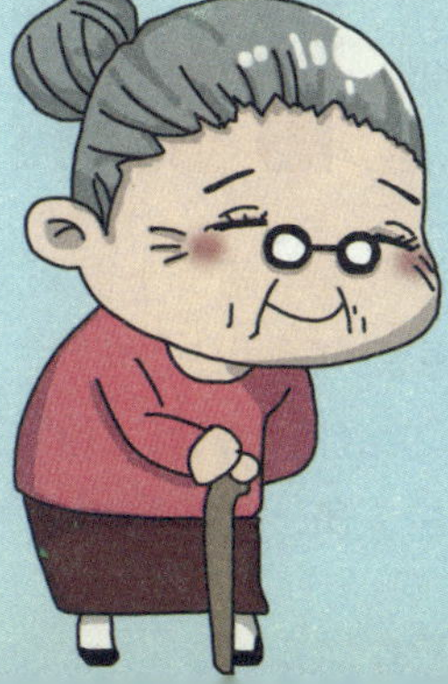

2. 什么是隔离措施？哪些人需要隔离？

隔离措施是指采用各种方法和技术，防止病原体从患者及携带者传播给他人的措施。

依据《中华人民共和国传染病防治法》，“传染病患者”和“疑似传染病患者”的密切接触者，须在指定场所进行医学观察或采取其他预防和隔离措施。

3. 什么是密切接触者？

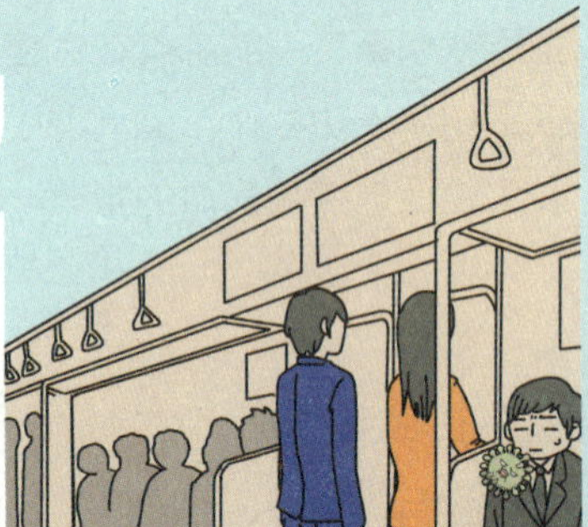

密切接触者是指与患者（疑似或确诊病例）发病后有如下接触情形之一者：①与患者共同居住、学习、工作或其他有密切接触的人员；②诊疗、护理、探视患者时未采取有效防护措施的医护人员、家属或其他

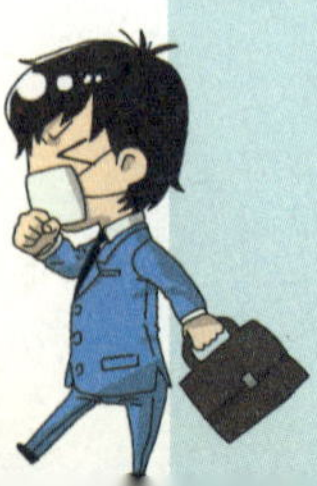

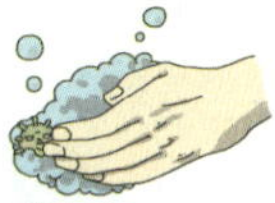

与患者有类似近距离接触的人员；③患者同病室的其他患者及陪护人员；④与患者乘坐同一交通工具并有近距离接触的人员；⑤现场调查人员调查后经评估认为符合条件的人员。

4. 出现哪些症状需要就医？

该病首发症状多样，如果出现发热、乏力、肌肉酸痛、咳嗽、咳痰、气促等症状，应引起重视并及时进行线上问诊；若病情进展较快，建议做好防护措施，及时到定点机构就医。同时主动告知医生发病前 2 周的出行史，以便医生快速做出诊断。

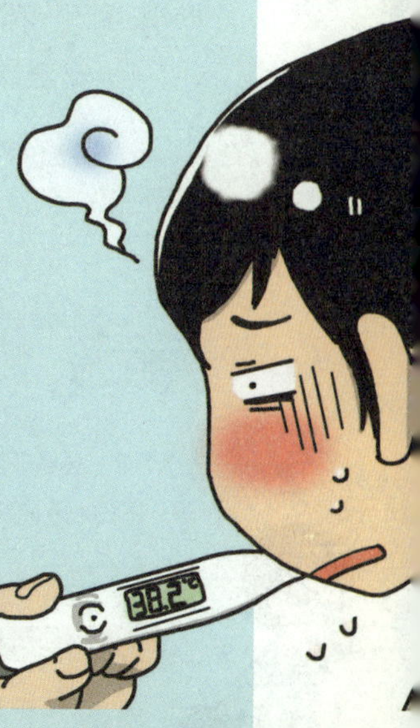

5. 如何做好个人防护?

（1）减少暴露机会：避免去疫情高发区，避免去封闭、空气不流通的公共场所。

（2）勤洗手：①咳嗽、打喷嚏后，护理患者后，用餐前，上厕所后，接触动物或处理动物粪便后需洗手；②采用 7 步洗手法，用肥皂和流水清洗双手至少 20 秒。

（3）戴口罩：如必须外出，需正确佩戴口罩，即使普通外科口罩也可以阻止飞沫传播。

（4）安全饮食：不吃野生动物，将肉蛋禽类烹调煮熟后食用。

6. 家庭（老年人、小朋友）如何做好防护措施?

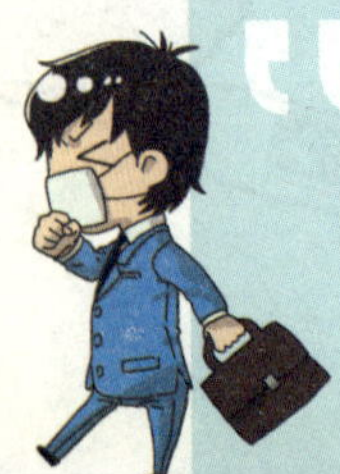

家庭做好通风，注意室内整洁卫生。

老年人应尽量避免出入人流密集和空气流通不畅

的公共场所。如果必须外出参加社交活动，那么应佩戴口罩。

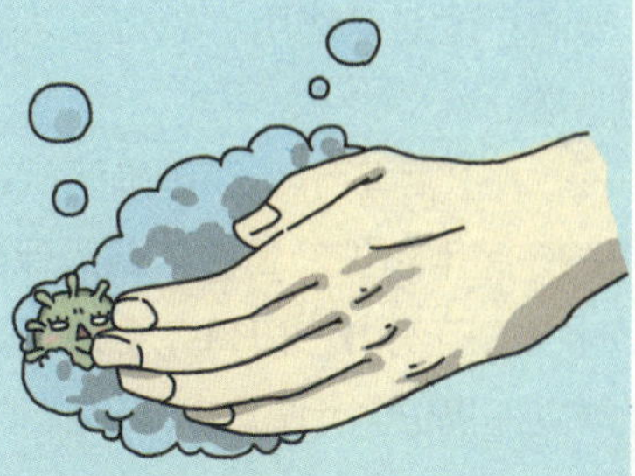

小朋友在吃饭前、上厕所后、玩玩具后及手脏时均需要及时清洗双手。同时，小朋友也要减少不必要的外出活动，如需外出时可选择佩戴大小合适的儿童防护口罩。

老年人、小朋友要尽量避免与有呼吸道疾病症状如发热、咳嗽的人密切接触。

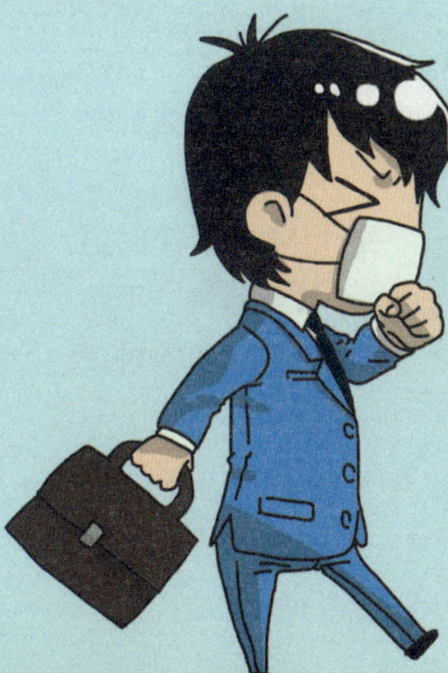

7. 办公或公共场所如何做好防护?

办公场所室内必须保持空气流通，开启新风系统，尽量避免采用循环风。办公室环境要干净、整洁，地面可选用过氧化氢消毒液、含氯消毒剂等进行定期消毒。

在公共场所必须正确佩戴口罩，可选用医用外科口罩或N95医用防护口罩，与他人保持一定的距离。打喷嚏或咳嗽时，需用纸巾将口鼻完全遮挡，用过的纸巾不能随意乱扔，需立即扔进封闭式垃圾箱内。

8. 乘坐公共交通工具或旅行过程中如何进行防护？

乘坐公共交通工具或旅行中，人流密集，需要养成良好的呼吸道卫生礼仪和手部卫生习惯。佩戴口罩可以有效地降低直接接触病原微生物的风险。

长途旅行时，口罩需要定时更换，一般每隔 2~4 小时更换一次。勤洗手，有条件时要用肥皂、清水或含酒精洗手液充分清洗双手。避免手在接触公共物品或设施之后直接触摸口鼻或眼睛。建议出行时佩戴手套。

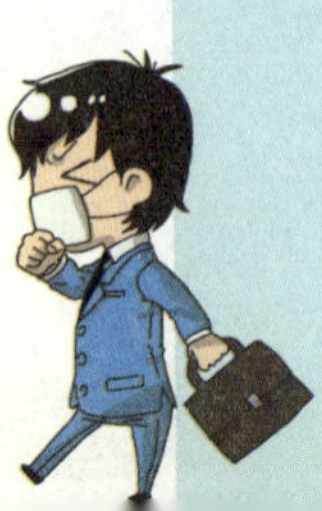

9. 使用后的口罩该如何处理？

使用过的口罩可能携带大量微生物，如病毒、口腔细菌等，容易造成二次污染。

（1）医疗场所

凡在医疗机构中使用过的口罩，都应直接投入医疗废物垃圾袋（黄色垃圾袋）中。这些口罩作为医疗废物会由专业处理机构进行集中处置。

（2）医院外场所

对于风险较低的普通群众：将口罩直接丢至垃圾桶（其他垃圾 / 干垃圾 / 有害垃圾 / 口罩专用垃圾桶）。

存在发热、咳嗽、咳痰、打喷嚏等症状的群众：推荐使用 5% 的 84 消毒液与清水按照 1：99 的配比或 75% 酒精喷洒消毒，用密封袋密封后丢至垃圾桶。

疑似患有传染病群众或确诊患者的口罩，应作为医疗废物进行处理。

不推荐各种高温烫、焚烧、剪碎处理。同时注意不触碰别人使用后的口罩，口罩用完后不可以直接放到兜里或包里，处理完口罩后记得洗手！

10. 患者家属要注意什么？

患者家属需要做好自我防护，将患者与其他家庭成员隔离开，间隔距离至少保持 1 米，有条件的患者使用单独的卫生间。

患者居住的房间需要保持空气流通、卫生整洁。

家属照顾患者时，必须正确佩戴医用外科口罩或 N95 医用防护口罩。

家属与患者接触后，应使用肥皂、清水或含酒精洗手液充分清洗双手。

11. 怀疑自己或家人得了新型冠状病毒感染的肺炎该怎么办？

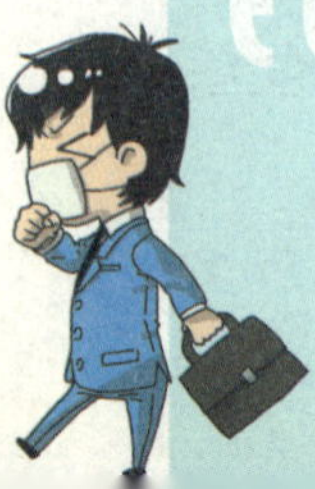

自己或家人必须佩戴口罩，避免去办公或公共场所，避免与他人近距离接触。

如果家人有疫区居住、旅游史或明确接触过患者及可疑患者，并出现了发热、咳嗽等症状，应及时到当地卫生行政部门指定的医疗机构进行检查和诊治，在就医期间应全程佩戴医用外科口罩，以保护自己和他人。

就医时如实详细地告知接诊医生近期自己的症状，有无与新型冠状病毒感染的肺炎患者或疑似病例的接触史，近期是否去过疫情高发区，有无野生动物接触史等。

12. 吸烟可以杀灭新型冠状病毒吗？

不可以。有传言烟油可以阻挡病毒进入肺细胞，但事实是，吸烟损害呼吸道黏膜。因此，吸烟非但不能预防病毒感染，反而会给病毒带来更多的感染机会；而且吸烟者在病毒感染后，病情会更严重。

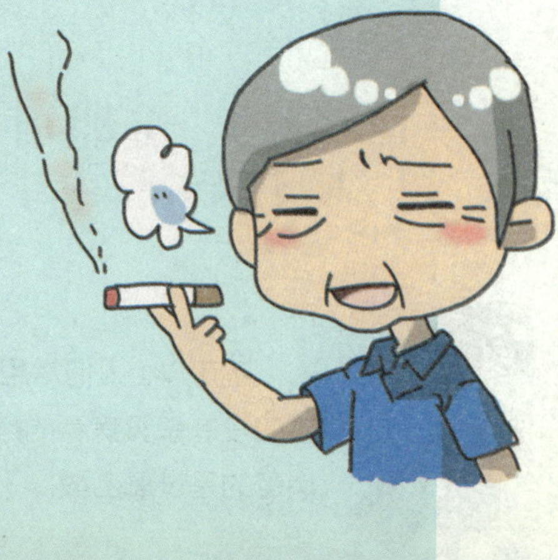

13. 喝酒可以杀灭新型冠状病毒吗?

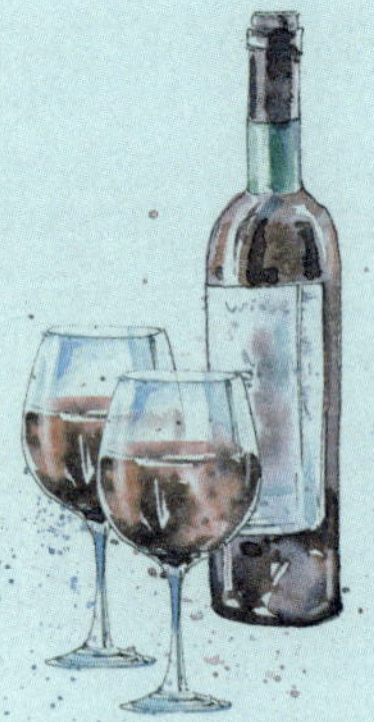

不可以。能够有效杀灭病毒的是“75% 医用酒精”。酒精杀灭病毒，需要酒精直接作用于病毒上，也就是擦拭或喷洒可能存在病毒的物体表面。新型冠状病毒一般通过呼吸道侵犯人体，而喝酒是通过消化道进入人体，然后在体内被分解代谢。因此，喝酒并不能“抗病毒”。

14. 熏醋可以杀灭新型冠状病毒吗?

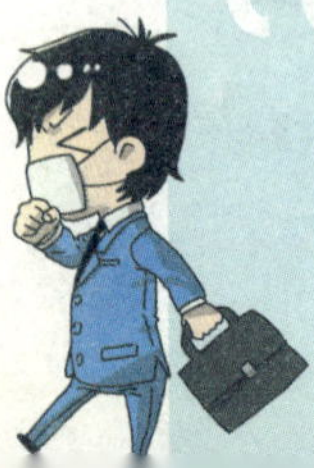

不可以。人们常用的食醋中，其主要成分是乙酸，乙酸没有杀灭病毒的作用，真正有效的、能进行空气消毒的是过氧乙酸。

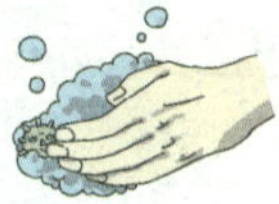

15. 板蓝根可以预防新型冠状病毒感染吗？

不可以。板蓝根主要用于治疗流感中属于风热类型的病症，尤其适宜于发热、咽喉肿痛、舌质红、口渴等症状。但它并非“万能药”，目前没有任何证据证明板蓝根可预防新型冠状病毒感染。

16. 抗生素可以预防新型冠状病毒感染吗？

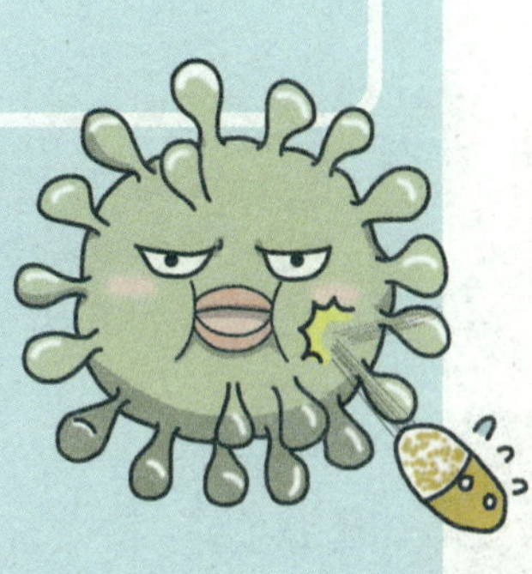

不可以。抗生素（常见的包括阿莫西林、头孢、左氧氟沙星、罗红霉素等）是专门针对细菌感染的药物，而新型冠状病毒是一种病毒，抗生素对病毒没有作用，且只能在医生指导下服用。

17. 维生素 C 可以预防新型冠状病毒感染吗？

不可以。无论哪种疾病，靠吃两片维生素 C 或喝维生素 C 泡腾片水来预防都没什么作用，也没有临床研究证明和数据证明维生素能增强人体免疫力，对抗病毒。

18. 抗病毒药物（奥司他韦、利巴韦林）可以治疗新型冠状病毒感染吗？

不可以。常见的抗病毒药物如奥司他韦等治疗多种流感病毒感染有效，但不能治疗新型冠状病毒感染。利巴韦林（病毒唑）对呼吸道合胞病毒、鼻病毒等呼吸道感染的常见病毒有抑制作用，但对新型冠状病毒也没有疗效。

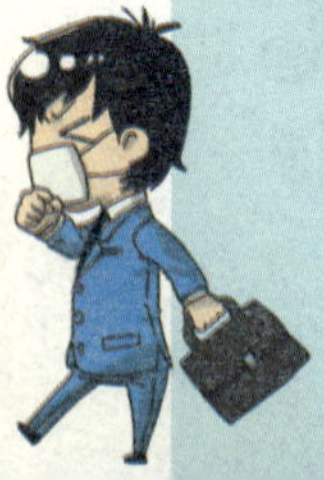

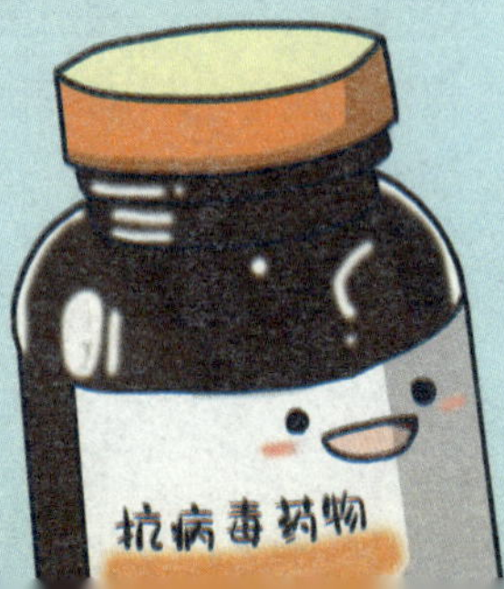

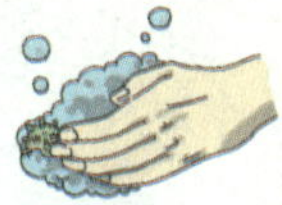

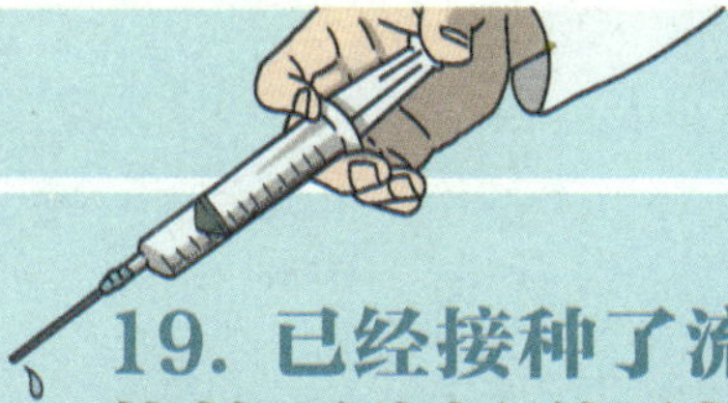

19. 已经接种了流感疫苗能够预防新型冠状病毒感染吗?

不能。流感疫苗可以预防流感病毒感染引起的季节性流感及其严重并发症。接种流感疫苗后，机体产生的免疫反应并不能抵抗新型冠状病毒的感染。所以，即使接种了流感疫苗仍可能感染新型冠状病毒。

20. 怎么做能够提高自己对抗病毒的免疫力?

要提高自身免疫力，一是适当地锻炼身体，选择适合自己的运动，增强自身体质，以应对各种疾病风险。二是要养成良好的生活习惯，避免不良嗜好，不吸烟、不酗酒，饮食均衡，不食用生冷油腻和辛辣刺激性的食物，养成低油、无糖、少盐的饮食习惯，多喝水，多食新鲜蔬果，等等。三是注意劳逸结合，避免长期劳累和熬夜，注意休息，保证充足的睡眠。

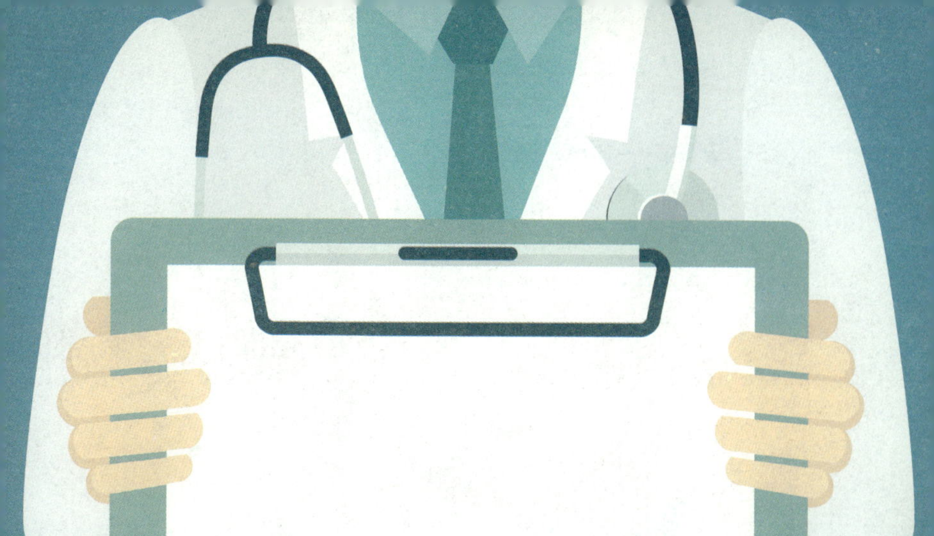

三、安心篇

——政策法规护航

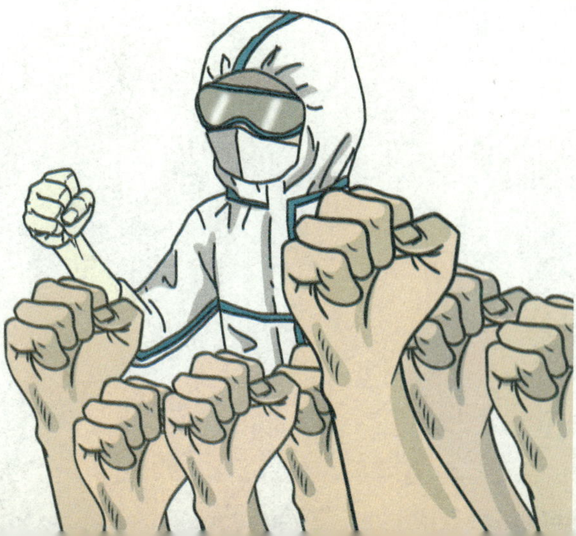

1. 什么是疫区？什么是重大传染病疫情？
2. 乙类传染病按甲类管理是什么意思？
3. 密切接触者必须接受控制措施吗？
4. 新型冠状病毒感染的肺炎患者拒绝隔离治疗或者隔离期未满擅自脱离隔离治疗应如何处理？
5. 违反隔离措施要承担哪些法律责任？
6. 目前针对治疗新型冠状病毒感染的肺炎医疗费用国家有哪些报销政策？

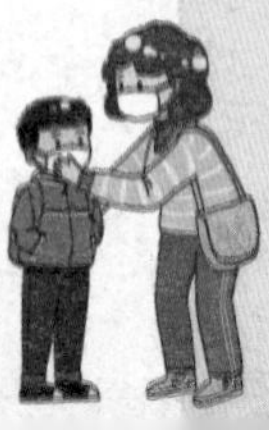

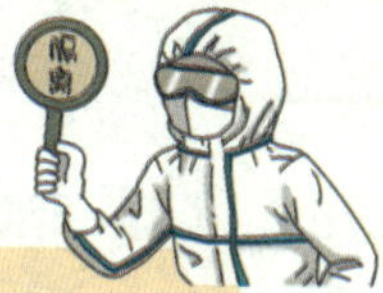

1. 什么是疫区？什么是重大传染病疫情？

疫区是指传染病在人群中暴发、流行，其病原体向周围播散时所能波及的地区。

重大传染病疫情是指按照甲类传染病管理以及新发现或突然发生，造成或者有可能造成人民健康严重损害的传染病或其他传染病暴发流行。

2. 乙类传染病按甲类管理是什么意思？

新型冠状病毒感染的肺炎疫情未达到烈性传染病的严重态势，故列为乙类；但作为一种新发传染病，采取甲类传染病的预防控制措施有助于疫情的有效控制。这意味着各地、各部门和各级各类医疗卫生机构可以依法采取发热患者筛查、确诊和疑似病例的隔离治疗、密切接触者隔离医学观察，各地政府也依法落实疫情监测、隔离救治、检验检疫等各项更加严格的防控措施，有效控制疫情扩散蔓延。2003 年针对 SARS 采用的也是同样的“乙类甲管”的策略。

3. 密切接触者必须接受控制措施吗？

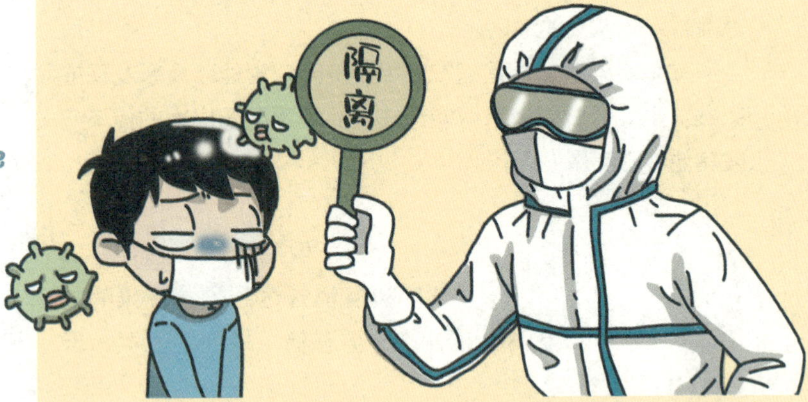

密切接触者需要及时隔离观察 14 天，密切监测体温及其他症状变化。

国家卫生健康委员会已将新型冠状病毒感染的肺炎纳入乙类传染病，并采取甲类传染病的预防、控制措施。这也意味着如果发现新型冠状病毒感染者的密切接触者，就必须在指定场所对其进行医学观察和采取其他必要的预防措施。

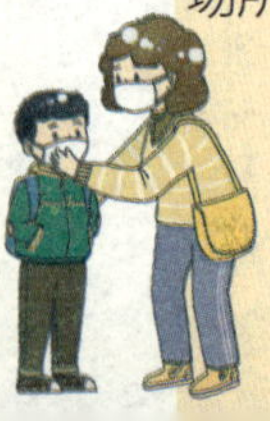

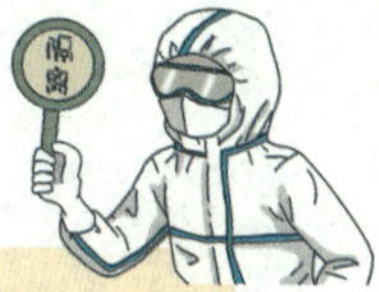

4. 新型冠状病毒感染的肺炎患者拒绝隔离治疗或者隔离期未满擅自脱离隔离治疗应如何处理？

新型冠状病毒感染的肺炎患者一旦确诊，则必须留在医疗处理机构。拒绝隔离治疗或者隔离期未满擅自脱离隔离治疗的，可以由公安机关协助医疗机构对其采取强制隔离治疗措施。

5. 违反隔离措施要承担哪些法律责任？

“拒绝执行疾病预防控制机构依照传染病防治法提出的预防、控制措施的”等情形的，应予立案追诉（妨害传染病防治罪），即处三年以下有期徒刑或者拘役；后果特别严重的，处三年以上七年以下有期徒刑。

如果是故意传播突发传染病病原体，危害公共安全的，则按照以危险方法危害公共安全罪定罪处罚；如果是患有突发传染病或者疑似突发传染病而拒绝接受检疫、强制隔离或者治疗，过失造成传染病传播，情节严重，危害公共安全的，依照刑法，以危险方法危害公共安全罪定罪处罚。

6. 目前针对治疗新型冠状病毒感染的肺炎医疗费用国家有哪些报销政策？

2020 年 1 月，国家医疗保障局决定对确诊为“新型冠状病毒感染的肺炎”的患者采取特殊报销政策。将国家卫生健康委员会《新型冠状病毒感染的肺炎诊疗方案》覆盖的药品和医疗服务项目，全部临时纳入医保基金支付范围。保证及时支付患者费用，特别是发挥医疗救助资金的兜底保障作用，打消患者就医顾虑。对异地就医患者先救治后结算，报销不再执行异地转外就医支付比例调减规定，减少患者流动带来的传染风险。对集中收治的医院，医保部门将预付资金减轻医院垫付压力，患者医疗费用不再纳入医院总额预算控制指标。

《关于做好新型冠状病毒感染的肺炎疫情医疗保障工作的补充通知》（以下简称《补充通知》）要求，一是在按要

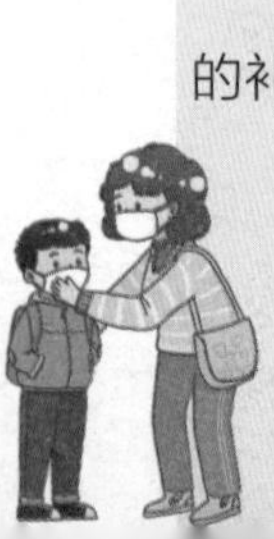

求做好确诊患者医疗费用保障的基础上，疫情流行期间，对卫生健康部门新型冠状病毒感染的肺炎诊疗方案确定的疑似患者（含异地就医患者）发生的医疗费用，在基本医保、大病保险、医疗救助等按规定支付后，个人负担部分由就医地制定财政补助政策并安排资金，实施综合保障，中央财政视情给予适当补助。二是对异地就医确诊患者发生的医疗费用，在基本医保、大病保险、医疗救助等按规定支付后，个人负担部分由财政给予补助。所需资金由就医地财政先行支付，中央财政对就医地财政按实际发生费用的 60% 予以补助。

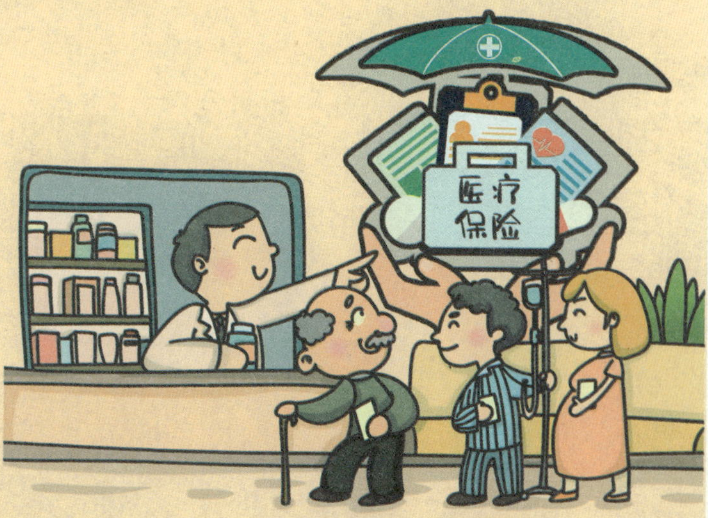

四、应对篇

——多方措施支持

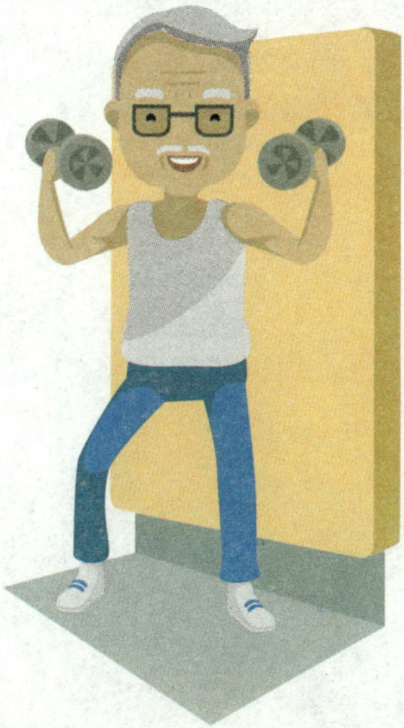

四、应对篇——多方措施支持

1. 疫情严峻期如何就诊？
2. 什么情况可以在家中隔离？
3. 居家隔离期间要注意什么？
4. 密切接触者的居家隔离应该怎么做？
5. 隔离者及其家属的心理应如何调整？
6. 中医怎么认识新型冠状病毒感染的肺炎？
7. 中医有过类似的经验吗？
8. 如何在家进行体育锻炼？
9. 如何艾灸预防？

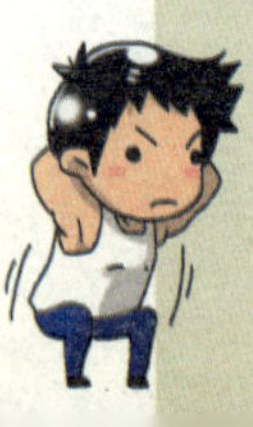

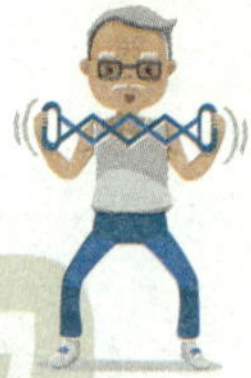

1. 疫情严峻期如何就诊？

应当首先明确自己是否为可能感染的患者，如果没有去过疫区，或没有可疑的患者接触史，就不用急于去医院就诊，尽量先运用远程医疗、移动医疗、电话问诊、短信微信咨询等手段，了解相关的知识和信息。若出现明显的发热及呼吸道症状，则应尽快到当地定点医院的发热门诊就诊排查。

2. 什么情况可以在家中隔离？

（1）症状温和（低烧、咳嗽、流鼻涕、无征兆的咽痛），没有明显的呼吸困难、憋气、气喘、气急。

（2）平时没有心、肺、肾或免疫系统的慢性病。

（3）所有具有明确和新型冠状病毒感染的肺炎患者有过接触史的人员。

患者及其家属应学习如何保持卫生及基本的感染防控方法，

学习如何尽可能安全地照护疑似感染者，并学习如何避免家庭交叉感染。疑似感染者及家庭成员应持续接受指导、宣教及监控。

3. 居家隔离期间要注意什么?

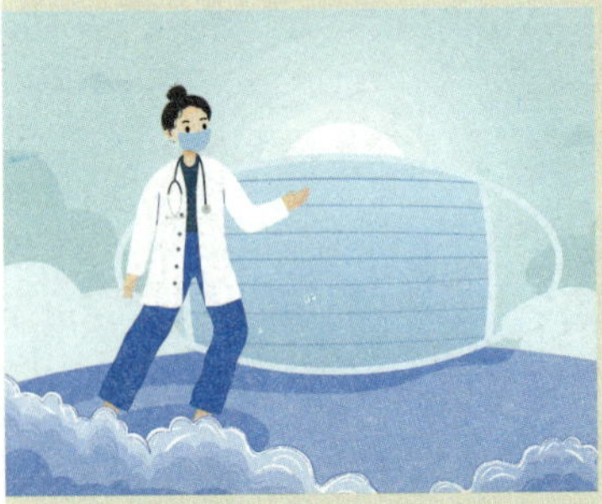

居家隔离期间，隔离者需全程与医护人员保持联系，直到康复为止。医护人员需监控病情发展，评估隔离者健康状况。可通过电话、视频进行远程问诊，但最理想的方式还是每天面诊，若有需要可进行专门的诊断检测。

（1）拉开距离！

隔离者独居一室，保持室内通风。

和隔离者至少保持 1 米距离。

限制活动，最小化隔离者和家庭成员活动共享区域，保持通风。

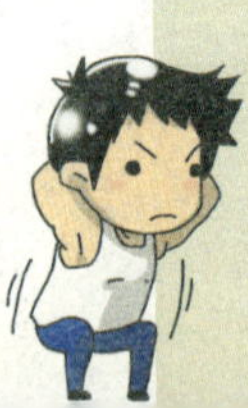

哺乳期母亲进行哺乳时，应做好戴口罩、双手

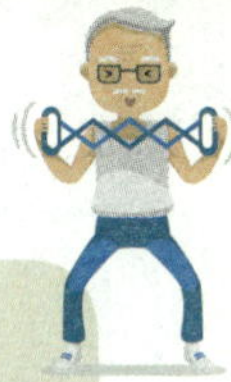

及衣物清洁等防护措施。

（2）安全接触！

限制看护人数，看护人员宜身体健康且没有慢性疾病。

拒绝一切探访。

看护人员与隔离者共处一室时应戴好口罩并及时更换，清洗双手。

（3）洗！洗！洗！

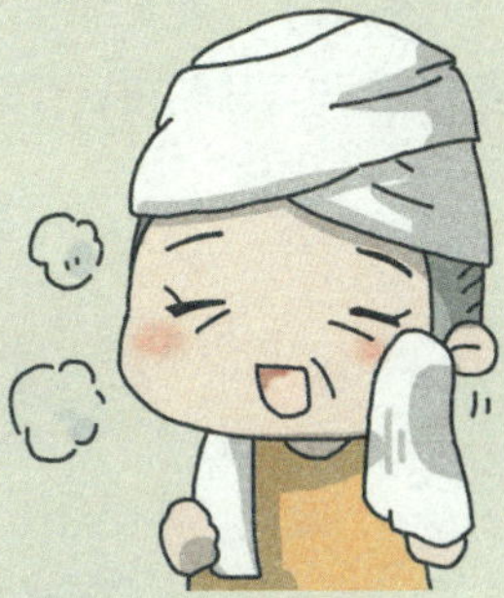

使用肥皂和流水洗手时，最好使用一次性擦手纸，或用洁净毛巾，注意及时更换。

与隔离者有任何直接接触或进入隔离空间后，在准备食物前后、吃饭前、如厕后及双手看起来脏的时候都要洗手。

所有人应时刻保持好呼吸道卫生，特别是隔离者。丢弃并妥善处理用来捂住口鼻的材料，或者使用后用肥皂或洗涤剂、清水进行清洗。

（4）杜绝污染！

避免直接接触人体分泌物、排泄物，随时进行双手清洁。

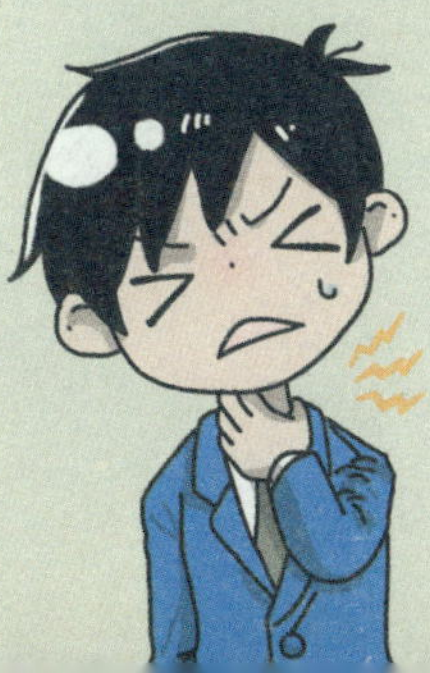

避免和在隔离空间被污染的物品有其他形式的接触。

（5）消毒！消毒！

使用含有稀释漂白剂（漂白剂：水=1：99）的普通家用消毒剂清洁、消毒经常触碰的物品，至少每天清洁、消毒浴室和厕所表面一次。

使用普通洗衣皂和清水清洗患者衣物、床单、浴巾、毛巾等，或者用洗衣机的 60~90℃“高温洗”模式和普通家用洗衣液清洗，然后完全干燥上述物品。

（6）吃好睡好！

多喝水，吃熟食，荤素搭配，营养要综合全面，保持免疫力，早睡不熬夜。

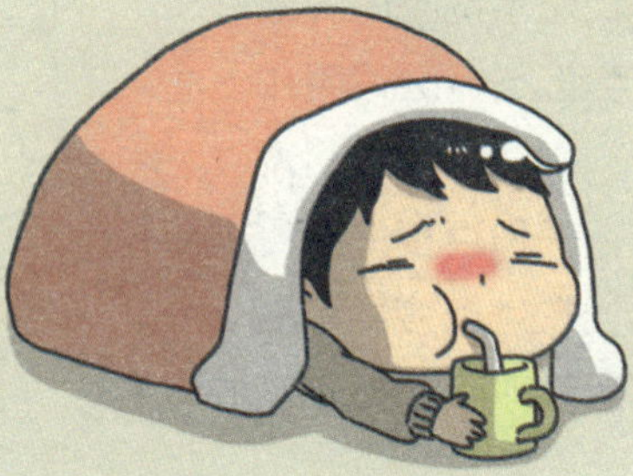

（7）警报解除！

解除隔离和出院标准：体温恢复正常 3 天以上、呼吸道症状明显好转，连续 2 次呼吸道病原核酸检测阴性（采样时间间隔至少 1 天），可解除隔离出院或根据病情转至相应科室治疗其他疾病。

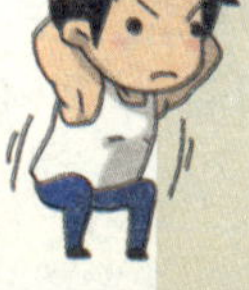

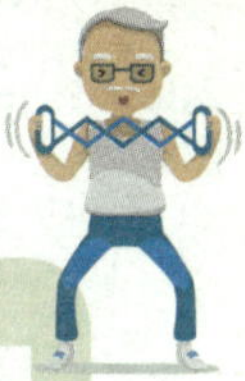

4. 密切接触者的居家隔离应该怎么做?

所有与疑似感染者可能有接触的人（包括医护人员）都应有 14 天的观察期。观察期从接触的最后一天算起。

（1）密切关注症状情况：每天测体温（建议一天最少 2 次），如果出现轻微的发热、咳嗽症状可在家隔离观察。一旦出现症状加重，如体温进一步升高、胸闷、气促等表现，应及时至定点医疗机构就诊。

（2）树立良好的卫生意识：咳嗽后、饭前、便后、接触 动物后流水洗手，或者使用含酒精成分的免洗洗手液，室内勤通风，咳嗽或打喷嚏时用纸巾或手肘捂住口鼻，不用手揉眼睛，不随地吐痰，家中环境定期消毒。

（3）减少与他人接触：避免外出，居住在单人房间，缩小活动范围，拒绝一切不必要的探访。不与家人共用个人物品（包括毛巾、牙刷、餐具等），衣物、毛巾等及时消毒。若家中安装有中央空调应避免使用。

（4）与家人接触时双方都应佩戴口罩：尽量避免与家人的接触；必须与家人接触时双方均应正确佩戴有防护作用的口罩（如医用外科口罩、N95 防护口罩等），使用过的口罩及时更换，接触结束后双方注意洗手。

5. 隔离者及其家属的心理应如何调整？

（1）家属应联合医护人员，结合电视、网络信息，让隔离者充分了解病情发展，稳定情绪。

（2）家属亦应保持积极乐观的心态，与隔离者保持高频度的沟通，让隔离者感觉自己没有被孤立。

（3）应给隔离者准备充分的休闲娱乐途径，如手机、电视、网络、书籍、游戏等，使其在精神上保持乐观，但要注意及时休息，不宜过劳。

（4）合理的饮食和良好的睡眠对提高身心抵抗力意义重大。

6. 中医怎么认识新型冠状病毒感染的肺炎？

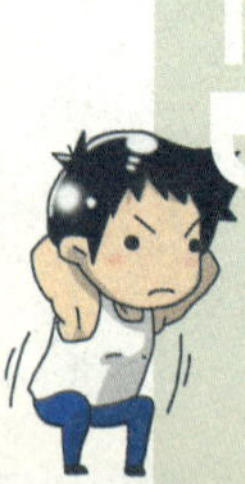

《新型冠状病毒感染的肺炎诊疗方案（试行第四

版）》中认为本病属于中医疫病范畴，病因为感受疫戾之气，临床分期为四期，初期：寒湿郁肺；中期：疫毒闭肺；重症期：内闭外脱；恢复期：肺脾气虚。

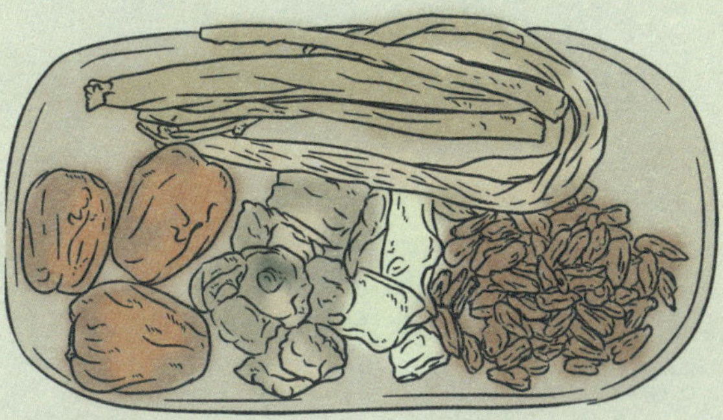

7. 中医有过类似的经验吗？

中医对于疫病的防治有着丰富的经验，对于新发传染病包括 SARS 的防治方面也发挥了一定的作用。《新型冠状病毒感染的肺炎诊疗方案（试行第四版）》中列出了医学观察期和临床治疗期的相应诊疗方案，各地可根据患者病情、体质及当地气候特点等情况，进行辨证论治。

8. 如何在家进行体育锻炼?

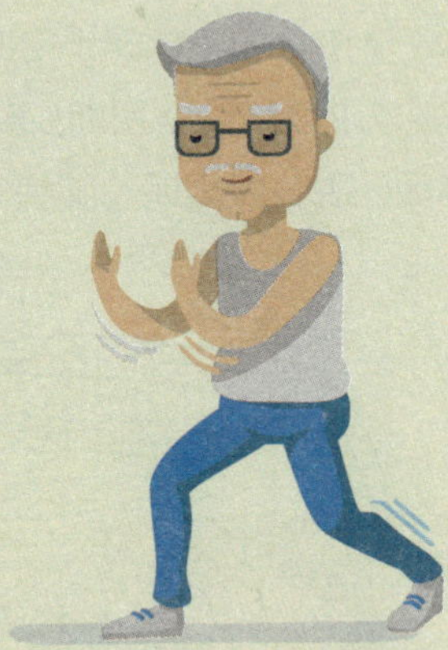

在家中可以进行一些比较温和的体育锻炼，例如快走、太极拳、五禽戏、八段锦等，增强体质。

9. 如何艾灸预防?

艾灸对于预防本病可能有一定的作用，如艾灸神阙、关元、气海、胃脘、足三里等，可以温阳散寒除湿，调理脾胃，提高机体的免疫力。

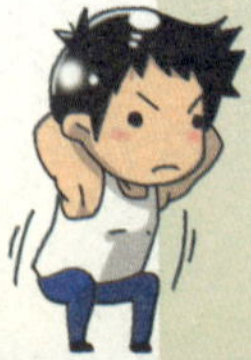

五、未来篇

——防止冠状病毒重现

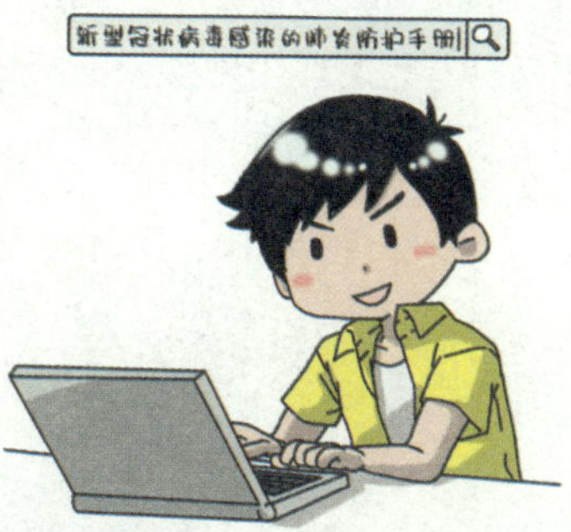

冠状病毒在过去几十年中不断出现新变异，出现了可以感染多种动物与人、跨物种传播的情况。随着现代生活方式的改变以及全球化的发展，可以预计将来还可能会出现新、老冠状病毒感染流行的情况。那么如何有效防控冠状病毒的再次暴发？

1. 尽量避免接触野生或养殖动物，杜绝食用野味
2. 保护自然环境，避免破坏野生动物的生存条件
3. 加强对冠状病毒的实时监测
4. 加强科普教育
5. 更客观地认识各种类型的传染性疾病，相信科学

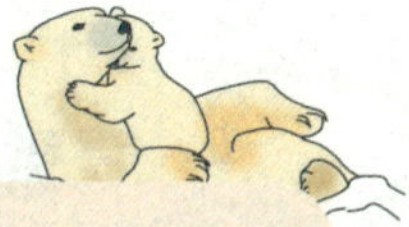

1. 尽量避免接触野生或养殖动物，杜绝食用野味

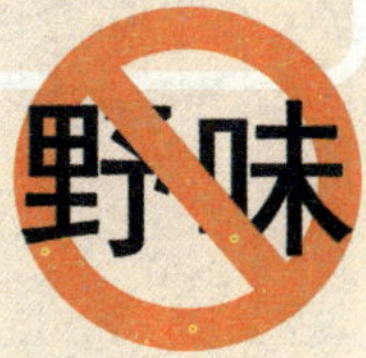

各种研究提示病毒宿主或中间宿主为野生动物。如当年 SARS 一样，正是因为人类食用野生动物才造成灾难的发生。平常食用的野味，无一例外，均未经过检疫，它们身上可能携带有几十种病毒，仅仅是简单触碰它们即有可能被感染上疾病，并且在不知道的情况下，会传染给更多的人。

2. 保护自然环境，避免破坏野生动物的生存条件

不仅是食用野生动物，人类对野生动物生存领地的侵蚀，也大大增加了人类接触野生动物的机会，给病毒从野生动物向人类的传播创造

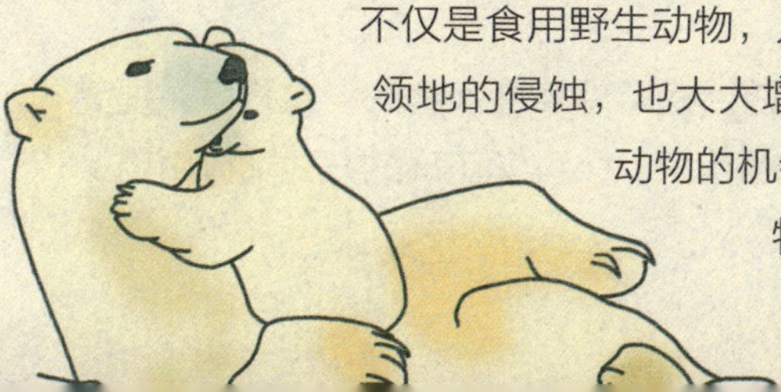

了条件。爱护野生动物，也是爱护我们人类自己。

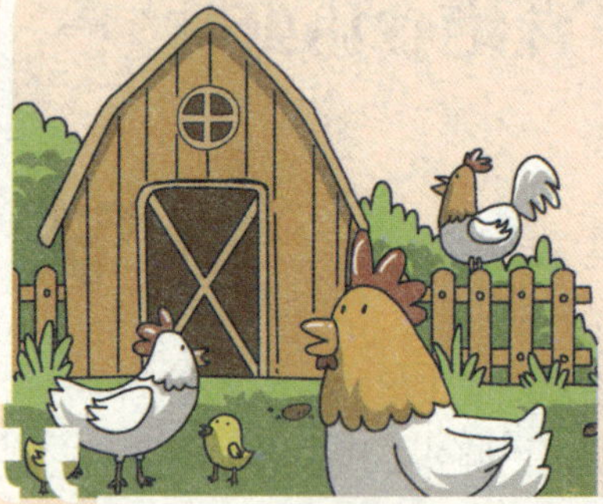

3. 加强对冠状病毒的实时监测

对可能的传播途径加强干预，对鸡、鸭等的宰杀实行管理（必要时进行管制），同时更要加强对涉及动物市场的卫生检查与监督管理，杜绝野生动物的交易，注意灭鼠等。

4. 加强科普教育

要大力开展有关防治病毒感染性疾病的科普教育，提高大家应对突发传染病的认识，以科学正确的方式加以防范，杜绝误传误导。

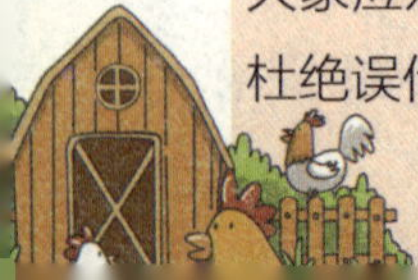

5. 更客观地认识各种类型的传染性疾病，相信科学

2000 年以来，我们经历了 SARS、H5N1 和 H7N9 流感、MERS 以及 2019 新型冠状病毒感染的肺炎，在未来的日子里，仍然还会发生类似的病毒性疾病的暴发与流行。因此，需要我们每个人提高科学知识水平，了解传染病的规律，相信科学，相信政府。

图书在版编目（CIP）数据

新型冠状病毒感染的肺炎防护手册 / 吴超主编 . --
南京：江苏凤凰科学技术出版社，2020.1
ISBN 978-7-5713-0991-6

Ⅰ . ①新… Ⅱ . ①吴… Ⅲ . ①日冕形病毒—病毒病—
肺炎—预防（卫生）—手册 Ⅳ . ① R563.101-62

中国版本图书馆 CIP 数据核字 (2020) 第 020374 号

新型冠状病毒感染的肺炎防护手册

主　　编　吴　超
副 主 编　陈雨欣　黄　睿
责任编辑　傅永红　杨　淮　王　岽
助理编辑　赵晶晶　辛丽丽　李　鑫
执行编辑　钱新艳　楼立理　王　云　程春林　杨　卿
美术编辑　周有晴
责任校对　杜秋宁
责任监制　张　镜

出版发行　江苏凤凰科学技术出版社
出版社地址　南京市湖南路 1 号 A 楼　邮编：210009
出版社网址　http://www.pspress.cn
印　　刷　江苏苏中印刷有限公司

开　　本　787mm × 1092 mm　1/32
印　　张　2
版　　次　2020 年 1 月第 1 版
印　　次　2020 年 1 月第 1 次印刷

标准书号　ISBN 978-7-5713-0991-6
定　　价　8.00 元
